Mit Bachblüten zur Selbsthilfe

Wie Sie die 38 Bach-Blüten für die Heilung von innen nach außen einsetzen und Ihre mentale Schwingungsenergie erhöhen

Marianne Busch

❦ INHALT

Was erwartet Sie in diesem Buch?

Leben Sie auch in dieser schnelllebigen Zeit, in der überall ständig neue Produkte angeboten werden, die wir alle brauchen, um „up to date" zu sein? Ich meine z. B. meinen riesigen High-End-Fernseher, der das Wohnzimmer schmückt und meine Couch verdeckt, das neue Handy, dessen Funktionen ich nicht verstehe, meine 23 verschiedenen Cremetuben und Töpfchen im Bad, die meine Haut versorgen müssen, neben den zahlreichen Styling-Fläschchen, Ampullen, Pflegemitteln für ewige

Jugend und Schönheit oder gegen unangenehme Gerüche, Körperhaare und Falten. Warum nicht mal etwas, was einfach nur einfach ist. Etwas, bei dem es um mich geht, was mein Wohlbefinden von Innen fördert, mich bei meiner persönlichen Weiterentwicklung unterstützt, mir hilft, mich ausgeglichen zu fühlen und – sehr wichtig – ohne Nebenwirkungen und Risiken einzunehmen ist.

In diesem kleinen Ratgeber geht es um etwas Natürliches. Wir sind Natur, der Mensch ist ein Teil der Natur und benötigt für seine Gesundheit erst einmal natürliche Nahrung, eine natürliche Lebensweise und natürliche Medizin. Die 38 original Bach-Blüten, benannt nach ihrem Entwickler Dr. Edward Bach, die ich Ihnen hier vorstelle, sollen Ihnen einen Überblick geben, dass Heilung von Innen nach Außen geschieht und mit den positiven Affirmationen für jede Bach-Blüte den positiven Effekt verstärken kann. Diese alternative Methode kann Ihrem Denken eine neue Richtung geben.

Die Bach-Blüten wirken auf Energieebene, nach dem Prinzip: Was fehlt, wird hinzugeführt. Hier am Beispiel der Bach-Blüte Nr. 37 Wild Rose kann ein Mensch, der antriebslos, apathisch ist, den Sinn im

Leben verloren hat, sich die Seelenenergie der Wildrose zuführen, um sein Herz wieder zu öffnen, seinem Leben wieder Sinn zu verleihen, Vitalität zu erfahren und sich Chancen von außen zunutze zu machen. Das, was zugeführt wird, ist vergleichbar mit subtilen Informationen auf feinstofflicher, nicht sichtbarer Ebene, deshalb ist besonders auf die Qualität der Bach-Blüten zu achten. Mit den Affirmationen, „Ich atme Freude ein und öffne mein Herz für die Liebe zu mir selbst und dem Leben", „Ich freue mich auf neue Abenteuer und begrüße den Tag", „Ich sage Ja zu mir und alles, was ich heute tue, tue ich ganz bewusst", erhöhen Sie gleichzeitig auch Ihre mentale Schwingungsenergie.

Was sind Bach-Blüten?

ENTSTEHUNG DER BACH-BLÜTEN

Das heute unter Bach-Blüten-Therapie verwendete Konzept stammt aus der Naturheilkunde und ist, wie oft verstanden, kein reines homöopathisches Verfahren. Hier wird hinzugefügt, was fehlt. In der klassischen Homöopathie, wie sie Samuel Hahnemann, deutscher Doktor der Medizin und Gründer der Homöopathie, entwickelte, werden natürliche Heilmittel nach dem Ähnlichkeitsprinzip und in Potenzen verabreicht. Die reine Homöopathie setzt sich aus den griechischen Wörtern homois und pathos zusammen, was übersetzt „ähnlich" und „Leiden" bedeutet.

Die originalen Bach-Blüten entwickelte der Engländer Dr. Edward Bach seit etwa 1930. Er arbeitete als Arzt, Bakteriologe, Immunologe und Homöopath. Durch seine Unzufriedenheit mit der schulmedizinischen Annahme bestenfalls das Symptom zu behandeln, unternahm er ausgedehnte Spaziergänge in den englischen Wäldern. Seiner Intuition nach sammelte Edward Bach bestimmte Pflanzen und studierte deren „Seelen". Danach ordnete er die Menschen in 38 verschiedene Gemütszustände und deren jeweilige „Seelenpflanze" ein. Diese Pflanzenessenz sollte durch ihre Schwingung die Schwingungen des Patienten mit dem einheitlichen Energiefeld wieder harmonisieren und verwandeln. Die 37 Blütenessenzen sowie eine Essenz aus Fels-Quellwasser und eine Kombination aus fünf Essenzen, die unter dem Begriff „Rescue-Tropfen" bekannt sind, entstanden.

Hauptkriterium zur Auswahl der Pflanzen war, dass sie dem jeweiligen „gesunden archetypischen Seelenkonzept" im Sinne Carl Gustav Jungs entsprechen und von jedermann einfach anzuwenden ist.

Wer zugleich seinen Schatten und sein Licht wahrnimmt, sieht sich von zwei Seiten, und damit kommt er in die Mitte.
Carl Gustav Jung

1936 starb Dr. Edward Bach im Alter von nur 50 Jahren an Herzversagen. Seine Mitarbeiter Nora Weeks und Victor Bullen führten seine Arbeit bis 1978 fort und noch heute besteht an Bachs Wirkungsstätte Mount Vernon das bekannte Bach Centre, wo hauptsächlich Kurse über Bach-Blüten stattfinden.

EINFLUSSBEREICH DER BACH-BLÜTEN

Die „Bach-Blüten" sind laut Bach ein in sich abgeschlossenes System, das das ganze Spektrum der psychosomatischen Beschwerden abdeckt. In unserer westlichen Welt, wo alles schneller, immer mehr und am liebsten sofort sein soll, ist die Natur mit ihren Zyklen, Jahreszeiten und Rhythmen sehr in Vergessenheit geraten. Medikamente, Therapien und Tipps müssen sofort helfen, um leistungsfähig zu bleiben, den alltäglichen Anforderungen gerecht zu werden und im „Hamsterrad" mitzudrehen. Gehören Sie auch zu den Menschen, die diese Meinung vertreten? Dann muss ich Sie leider hiermit enttäuschen. Ob und wann die Bach-Blüten-Therapie wirkt, ist bis heute nicht geklärt. Auch nicht, ob Bach-Blüten tatsächlich helfen. Es gibt aber viele wissenschaftliche Beweise, dass Pflanzen fühlen und eine Art Bewusstsein haben. In dem Buch und Film: „The Secret Life of Plants" von Peter Tompkins und Christopher Birds wird dies sehr schön dargestellt. Auch der japanische Alternativmediziner Dr. Masaru Emoto demonstrierte sehr eindrucksvoll, wie das Wasser Informationen speichert, auf menschliche Gefühle reagiert und mit anderen Stoffen kommunizieren kann.

Noch einmal: Bach-Blüten wirken auf einer **seelischen Ebene**. Über die energetische Schwingung beeinflussen sie unser Wohlbefinden. Die Bach-Blüten-Therapie ist nicht nur in Deutschland und England erfolgreich, auch in vielen anderen Ländern. Es wurden viele positive Erfahrungen der Menschen mit den Blütenessenzen berichtet. Sie sorgen für ein besseres Allgemeinbefinden und regen die Selbstheilungskräfte an. Im Bach-Blüten-System ist die

Seele dem Körper und dem Geist übergeordnet. Welche Bach-Blüten jetzt für Sie von Nutzen sein können, richtet sich immer nach der aktuellen Befindlichkeit.

WER KANN BACH-BLÜTEN NEHMEN?

Die Original-Bach-Blüten werden nach der sogenannten Sonnenmethode hergestellt, bei der die frisch gesammelten Blüten in einem halben Liter Quellwasser eingelegt werden und für drei bis vier Stunden in der Sonne stehen. Mit dieser Methode werden laut Bach die „Schwingungen" der Pflanzen als „Heilenergie" auf das Wasser übertragen. Nach diesen drei bis vier Stunden wird das energetisierte Wasser mit 40-prozentigem Alkohol, meist Brandy, verdünnt und dient dem Konservieren. Diese Mischung ist die sogenannte „Urtinktur". Bei der Verwendung sind die Essenzen nochmals stark mit Wasser verdünnt.

Später entwickelte Bach eine zweite Methode der Aufbereitung, die Kochmethode, bei der die gesammelten Pflanzen ca. 30 min im Quellwasser kochen und so die Schwingungsenergie der Pflanzen auf das Wasser übergeht. Die Kochmethode wird eher für holzige Pflanzen angewandt oder für Pflanzen, die im Herbst oder Winter blühen. Zur Konservierung wird ebenfalls Alkohol (40 %) zugesetzt. Heute gibt es auch alle Bach-Blüten ohne Alkohol. Es wird dann z. B. mit Glycerin konserviert. Nähere Informationen lesen Sie in dem Kapitel: Vor- und Nachteile verschiedener Bach-Blüten-Produkte.

Einnehmen kann es jeder Mensch, auch Babys, Kinder und Schwangere sowie Tiere und Pflanzen. Besonders Tiere profitieren schnell von den Bach-Blüten ohne Alkohol, da ihre Instinkte noch funktionieren und ihnen der Verstand nicht im Wege steht.

Anwendung der Bach-Blüten

WAS KANN ICH VON BACH-BLÜTEN ERWARTEN?

Der Gedanke der Bach-Blüten-Therapie ist, keine Tablette heraussuchen und einnehmen zu müssen, welche das Symptom lindert oder Schmerzen unterdrücken soll. Meine Erfahrung ist, es wird eher ein sanfter, natürlicher, einnehmender Begleiter für Menschen, die sich mit ihren inneren Vorgängen beschäftigen wollen und Hilfe zur Selbsthilfe begreifen. Sie können es aber auch als Sofortmaßnahme. z. B. bei Stress auslösenden Situationen, wie Prüfungsangst, Unfall oder Trennungen, einnehmen, ebenfalls bei akuten

Problemen. Schaden werden Ihnen die Bach-Blüten nicht, vorausgesetzt, sie wurden nach der „Original-Bach-Methode" hergestellt.

Jede Krankheit ist ein Zeichen eines Ungleichgewichts im Körper. Jeder Mensch hat unterschiedliche Bedürfnisse, die ihm oft nicht bewusst sind, die er sich meist nicht zugesteht oder sogar verleugnet. Diese widernatürliche Lebensweise zeigt sich dann in den verschiedenen negativen Gemütszuständen, die ein Leiden verursachen. Die Bach-Blüten-Therapie erfordert sozusagen ein gewisses Maß an Offenheit und Ehrlichkeit, besonders sich selbst gegenüber.

DOSIERUNG, DAUER DER ANWENDUNG, LAGERUNG

Die Einnahme der Bach-Blüten ist sehr einfach. Da es keine Nebenwirkung gibt und keine Medikamente beeinflusst, ist nicht allzu viel zu beachten. Auch können Sie nichts „Falsches" einnehmen oder überdosieren. Lediglich wird die Wirkung nicht eintreten, die das „Fehlende" ausgleichen soll. Auch die geringe Menge Alkohol macht Sie nicht fahruntauglich.

Sollten Sie überhaupt keinen Alkohol vertragen oder ihn meiden müssen, dann greifen Sie besser nach den zahlreichen Produkten ohne Alkohol. Wenn Sie in den ersten Tagen der Einnahme vorerst eine Verschlimmerung Ihrer Beschwerden bemerken, ist es ein Zeichen Ihres Bewusstseins und wird sich durch die Annahme und Akzeptanz danach verwandeln können. Bleiben Sie im Vertrauen, dass es sich lösen will und wird.

Die Original-Bach-Blüten stammen aus England und sind in Apotheken rezeptfrei erhältlich. Der Preis für die 20 ml umfassenden Stockbottles liegt momentan zwischen 10 und 15 Euro in Deutschland. Wenn Sie sich für die Fläschchen mit Pipette entscheiden, gibt es verschiedene Möglichkeiten zur Einnahme:

Erwachsene und Jugendliche:

Bei akuten Beschwerden nehmen Sie **jede Stunde 2 bis 4 Tropfen** unmittelbar auf die Zungenspitze oder mit einem Schluck Wasser im Glas (ohne Kohlensäure). (1 bis 4 Tage).

Ansonsten 4-mal 2 Tropfen am Tag verteilt oder morgens und abends 4 Tropfen, direkt auf die Zunge oder mit einem Schluck Wasser im Glas (ohne Kohlensäure).

Bei chronischen Beschwerden und zur Langzeittherapie sollte die Einnahme mindestens vier Wochen dauern. Bei Traumata kann es auch über mehrere Monate oder sogar Jahre erforderlich sein.

Alle Essenzen können Sie auch über den Tag verteilt, z. B. in einer Literflasche mit Wasser ohne Kohlensäure trinken.

Individuelle Mischungen aus max. 7 verschiedenen Bach-Blüten, von jeder Bach-Blüte 2 Tropfen ins Glas geben und mit einem Schluck Wasser (ohne Kohlensäure) trinken (akut jede Stunde, ansonsten früh und abends).

Für längerfristige Anwendungen wählen Sie Ihre Essenzen (2 Tropfen je Essenz, max. 7 versch. Blüten) in eine Mischflasche, ca. 30–40 ml (Die Flasche sollte aus dunklem Glas bestehen) und füllen sie mit Obstessig oder hochprozentigem Alkohol (z. B Weinbrand) zur Konservierung auf. Hiervon nehmen Sie dann ebenfalls 4-mal am Tag 2 Tropfen auf die Zunge, ins Glas, gemischt mit einem Schluck Wasser oder über den Tag verteilt, gemischt in einer großen Wasserflasche ohne Kohlensäure.

- Kinder: benötigen meist nur die Hälfte der Menge
- Babys: 2 Tropfen auf die Fontanelle (früh und abends)
- Tiere: 2 bis 4 Tropfen (früh und abends) zum Essen oder Trinken dazugeben
- Pflanzen: 2 bis 4 Tropfen ins Gießwasser pro Pflanze

Bei Schwangeren, Alkoholkranken, Kindern, Tieren und Pflanzen ist darauf zu achten, dass alle Essenzen ohne Alkohol sind und Sie den Verlauf beobachten, um die Dosis verändern und anpassen zu können. Allgemein gilt immer: Hören Sie auch auf Ihre Intuition. Es gibt dennoch überall Bach-Blüten-Experten oder Bach-Blüten-Berater, wenn Sie unsicher sind oder eine Veränderung bemerken, die Sie ängstigt. Jede Behandlung mit Bach-Blüten ersetzt nicht den schulmedizinischen Rat eines Fachmanns oder Arztes. Die Original-Bach-Blüten ohne Alkohol eignen sich ebenfalls für:

- Sitzbäder (ca. 10 bis 12 Tropfen und mit max. 3 verschiedenen Blüten mischen)
- Fußbäder (ca. 6 bis 8 Tropfen und mit max. 3 verschiedenen Blüten mischen)
- Vollbäder (20 Tropfen und mit max. 3 verschiedenen Blüten mischen)
- feuchte Wickel (ca. 6 bis 10 Tropfen und mit max. 3 verschiedenen Blüten mischen)

Bitte bewahren Sie die Bach-Blüten immer kühl und dunkel auf. Eine Aufbewahrung im Kühlschrank ist jedoch nicht erforderlich.

DIE 7 EMOTIONALEN GEMÜTSZUSTÄNDE

1. Bach-Blüten bei Angst, Sorge, Nervosität, Panik Ziel: Sorglosigkeit und Gelassenheit

· Nr. 2 Aspen (Ahnungsblüte) hergestellt nach Kochmethode

· Nr. 6 Cherry Plum (Blüte der Gelassenheit) hergestellt nach Kochmethode

· Nr. 20 Mimulus (Tapferkeitsblüte) hergestellt nach der Sonnenmethode

- Nr. 25 Red Chestnut (Blüte des Loslassens) hergestellt nach Kochmethode
- Nr. 26 Rock Rose (Panikblüte) hergestellt nach der Sonnenmethode

2. Bach-Blüten bei Unsicherheiten, Entscheidungsschwäche, Schüchternheit

Ziel: Selbstsicherheit und Selbstwertschätzung

- Nr. 5 Cerato (Intuitionsblüte) hergestellt nach Sonnenmethode
- Nr. 12 Gentian (Glaubensblüte) hergestellt nach Sonnenmethode
- Nr. 13 Gorse (Hoffnungsblüte) hergestellt nach Sonnenmethode
- Nr. 17 Hornbeam (Spannkraftblüte) hergestellt nach Kochmethode
- Nr. 28 Scleranthus (Balanceblüte) hergestellt nach Sonnenmethode
- Nr. 36 Wild Oat (Berufungsblüte) hergestellt nach Sonnenmethode

3. Bach-Blüten bei mangelndem Einsatz am aktuellen Moment

Ziel: Leben im Heute

• Nr. 9 Clematis (Realitätsblüte) hergestellt nach Sonnenmethode

• Nr. 7 Chestnut Bud (Lernblüte) hergestellt nach Kochmethode

• Nr. 16 Honeysuckle (Gegenwartsblüte) hergestellt nach Kochmethode

• Nr. 21 Mustard (Lichtblüte) hergestellt nach Kochmethode

• Nr. 23 Olive (Regenerationsblüte) hergestellt nach Sonnenmethode

• Nr. 35 White Chestnut (Gedankenblüte) hergestellt nach Sonnenmethode

• Nr. 37 Wild Rose (Blüte der Lebenslust) hergestellt nach Kochmethode

4. Bach-Blüten bei Einsamkeit, Isolation

Ziel: In Gesellschaft wohlfühlen

• Nr. 14 Heather (Identitätsblüte) hergestellt nach Sonnenmethode

• Nr. 18 Impatiens (Geduldsblüte) hergestellt nach Sonnenmethode

- Nr. 34 Water Violet (Kommunikationsblüte) hergestellt nach Sonnenmethode

5. Bach-Blüten bei mangelnder Abgrenzungsfähigkeit, starker Beeinflussbarkeit

Ziel: Zu sich selbst stehen

- Nr. 1 Agrimony (Ehrlichkeitsblüte) hergestellt nach Sonnenmethode
- Nr. 4 Centaury (Blüte des Dienens) hergestellt nach Sonnenmethode
- Nr. 15 Holly (Herzöffnungsblüte) hergestellt nach Kochmethode
- Nr. 33 Walnut (Verwirklichungsblüte) hergestellt nach Kochmethode

6. Bach-Blüten bei Verzweiflung, Kummer, Mutlosigkeit

Ziel: Freude und Hoffnung empfinden

- Nr. 10 Crab Apple (Reinigungsblüte) hergestellt nach Kochmethode
- Nr. 11 Elm (Verantwortungsblüte) hergestellt nach Kochmethode
- Nr. 19 Larch (Selbstvertrauensblüte) hergestellt nach Kochmethode

- Nr. 22 Oak (Ausdauerblüte) hergestellt nach Sonnenmethode
- Nr. 24 Pine (Blüte der Selbstakzeptanz) hergestellt nach Kochmethode
- Nr. 29 Star of Betlehem (Trostblüte) hergestellt nach Kochmethode
- Nr. 30 Sweet Chestnut (Blüte der (Er-)Lösung) hergestellt nach Kochmethode
- Nr. 38 Willow (Schicksalsblüte) hergestellt nach Kochmethode

7. Bach-Blüten bei übertriebenem Engagement, einmischen bei anderen

Ziel: Leichtigkeit und Empathie entwickeln

- Nr. 3 Beech (Toleranzblüte) hergestellt nach Kochmethode
- Nr. 8 Chicory (Beziehungsblüte) hergestellt nach Sonnenmethode
- Nr. 27 Rock Water (Flexibilitätsquellwasser) hergestellt nach Sonnenmethode
- Nr. 31 Vervain (Begeisterungsblüte) hergestellt nach Sonnenmethode
- Nr. 32 Vine (Autoritätsblüte) hergestellt nach Sonnenmethode

Verwenden Sie entweder eine Bach-Blüte oder je nach Bedarf auch alle aus einer Gruppe. Unter dem folgenden Kapitel „38 Original-Bach-Blüten" sind die einzelnen Blüten noch genauer beschrieben. Eine schnellere Wandlung vom Ist-Zustand zum Soll-Zustand stellt sich ein, wenn Sie sich die Affirmationen im nächsten Kapitel mit den jeweiligen Gefühlen vorstellen oder sich wünschen. Besonders alte Gedankenmuster sind oft hartnäckig und bei neuen Affirmationen kann Widerstand entstehen. Das ist nicht ungewöhnlich und hat sich früher vielleicht auch bewährt.

Heute können Sie sich neu entscheiden und Ihre alten Muster verändern. Unser Ego mit seinen Erfahrungen ist nicht falsch oder schlecht. Wenn wir unsere natürliche Lebensreise wieder aufnehmen wollen oder auch nur den Wunsch haben, uns weiterzuentwickeln, fehlen uns oft die neuen Gefühle dazu. Wir haben vielleicht noch nie das Gefühl hinter dem Gedanken erfahren: „Ich gönne meinem Körper, meinem Geist und meiner Seele genau die Pausen, die sie brauchen.", oder „Ich akzeptiere jetzt die Grenzen meiner Belastbarkeit" (Beispiel für die Oak Bach-Blüten-Affirmation). Sie können sich jedoch neuen Gefühlen und Gedanken öffnen. Manchmal funktioniert es auch nicht gleich, aber Ihr Unterbewusstsein arbeitet ständig und Sie werden neue Erfahrungen machen, wenn Sie es denn wollen. Vielleicht hören Sie sich mit Ihren Gedanken auch oft selbst nicht zu oder messen Ihren Selbstgesprächen keine Bedeutung bei.

Dennoch haben sie Macht und wirken. Achten Sie bitte auf Ihre Gedanken und Worte, die Ihnen nicht weiterhelfen, die Sie schwächen, schlechtmachen oder uns nur an unser Ego mit seinen Erfahrungen binden. Wie oft merken wir dann sehr schnell, wie lieblos wir zu uns selbst sind. Dazu kommt, dass wir unsere negativen Emotionen unterdrücken oder betäuben. Alles sind auch Schwingungen und Energien, die unser Körper und unsere Seele hören und die sich negativ in unserem Leben auswirken. Die Affirmationen zu den Bach-Blüten im nächsten Kapitel sollen eine Anregung sein, sich Ihren Themen neu zu öffnen. Sie können sie jederzeit so ändern, wie es für Sie passend klingt.

Meine Gedanken helfen mir

DIE 38 ORIGINAL BACH-BLÜTEN UND IHRE AFFIRMATIONEN

Nr.1: Agrimony (Odermennig)

Momentane Situation/ Beschwerde/ Ist-Zustand

Sie verbergen Ihre wahren Gefühle hinter einer Fassade? Sie neigen zu Drogen und Oberflächlichkeit? Sie wollen von jedem geliebt oder gemocht werden?

Beschreibung von Dr. Edward Bach:

„Die leutseligen, fröhlichen, humorvollen Menschen, die den Frieden lieben und die Streit und Zank bekümmern und viel dafür geben, um sie zu vermeiden. Obwohl sie häufig Schwierigkeiten haben und gequält und ruhelos und bekümmert an Seele oder Leib sind, verbergen sie ihre Sorgen hinter ihrem Humor und Scherzen und gelten als sehr gute Freunde. Oft nehmen sie Alkohol oder Drogen im Übermaß, um sich selbst anzuregen und sich zu unterstützen, ihre Bürde mit Fröhlichkeit zu ertragen." (Edward Bach: Die 12 Heiler und andere Heilmittel)

Affirmation zum Ziel
Ich öffne mich meiner Intuition und dem Frieden in mir. Wenn ich mich ehrlich zeige, können meine Bedürfnisse erfüllt wer-den.
Ich zeige alle meine Gefühle, auch meine Traurigkeit und werde verstanden.

Entwicklung/Soll-Zustand
Authentizität und Ehrlichkeit, Konfrontationsfähigkeit, Selbstvertrauen und Gelassenheit.

Nr. 2: Aspen (Zitterpappel)
Momentane Situation/ Beschwerde/ Ist-Zustand
Sie sind rasch angsterfüllt, nervös und Ihr Herz schlägt laut? Sie sind übersensibel, sehen „schwarz" für die Zukunft? Sie sind sehr abergläubisch?

Beschreibung von Dr. Edward Bach:

„Unklare, unbekannte Ängste, für die man keinen Grund, keine Erklärung angeben kann. Dennoch kann der Patient von etwas verängstigt sein, was passieren kann, obwohl er nicht weiß, was dies sein wird. Diese unerklärlichen Ängste quälen bei Tag oder Nacht. Die daran leiden, fürchten sich oft davor, anderen davon zu erzählen." (Edward Bach: Die 12 Heiler und andere Heilmittel)

Affirmation zum Ziel

Ich weiß und spüre, die Welt ist ein sicherer Ort. Ich vertraue einer höheren Ordnung und es geschieht zu meinem Besten. Ich spüre, was mir guttut und erhalte dadurch Kraft.

Entwicklung/Soll-Zustand

Sicherheit und realistische Sensibilität, die Gabe in der eigenen Sensibilität wertschätzen, Urvertrauen.

Nr. 3: Beech (Rotbuche)

Momentane Situation/ Beschwerde/ Ist-Zustand

Sie sind kritisch und intolerant? Sie verletzen mit Worten und nörgeln viel? Sie haben Allergien?

Beschreibung von Dr. Edward Bach:

„Für diejenigen, die das Bedürfnis haben, mehr Gutes und Schönes in allem um sich herum zu sehen. Und die, obwohl ihnen vieles falsch erscheint, fähig sein möchten, das Gute darin wachsen zu sehen. Um toleranter, nachsichtiger und verständnisvoller zu werden hinsichtlich der unterschiedlichen Weise, in der Individuen und alles auf der Welt letztendlich der Perfektion zustreben." (Edward Bach: Die 12 Heiler und andere Heilmittel)

Affirmation zum Ziel

Ich akzeptiere die unterschiedlichen Menschen und sehe es als Bereicherung. Ich wähle meine Worte aufbauend und freundlich. Ich bin zu mir und zu anderen tolerant.

Entwicklung/Soll-Zustand

Toleranz und Verständnis, konstruktive Kritik äußern, körperliche Beweglichkeit.

Nr. 4: Centaury (Tausendgüldenkraut)

Momentane Situation/ Beschwerde/ Ist-Zustand

Sie können nicht Nein sagen? Sie brauchen viel Anerkennung? Sie wollen niemand verletzen? Andere

Menschen sind wichtiger, als sich um Ihre eigenen Bedürfnisse zu kümmern?

Beschreibung von Dr. Edward Bach:
„Freundliche, stille, sanfte Menschen, die überängstlich darauf bedacht sind, anderen zu helfen. Sie überschätzen ihre Ausdauer in ihren Unternehmungen. Ihr Wunsch wird dann so stark, dass sie mehr zu Dienern werden als zu freiwilligen Helfern. Ihre gutmütige Natur verleitet sie, mehr als ihren Anteil zu tun, und damit können sie ihre eigene besondere Lebensaufgabe vernachlässigen." (Edward Bach: Die 12 Heiler und andere Heilmittel)

Affirmation zum Ziel
Ich verbinde mich mit meinen Herzenswünschen. Ich darf „nein" sagen, wenn ich das fühle. Ich helfe, wenn es mir gut dabei geht. Ich kümmere mich ausreichend um meine eigenen Aufgaben.

Entwicklung/Soll-Zustand
Willensstärke und Selbstbestimmung, stabiles Selbstwertgefühl, Nein sagen können

Nr. 5: Cerato (Blei-Wurz)

Momentane Situation/ Beschwerde/ Ist-Zustand

Sie wissen, was sie wollen, brauchen aber die Bestätigung von anderen? Sie können schwer oder keine Kritik vertragen? Sie trauen ihren Gefühlen nicht und lassen sich schnell verunsichern?

Beschreibung von Dr. Edward Bach:

„Für diejenigen, die sich selbst nicht genügend vertrauen, um ihre eigenen Entscheidungen zu treffen. Andauernd suchen sie Rat bei anderen, und werden dadurch oft fehlgeleitet." (Edward Bach: Die 12 Heiler und andere Heilmittel)

Affirmation zum Ziel

Ich höre auf meine innere Stimme, schreibe mir jetzt meine Entscheidung auf und orientiere mich daran. Egal, wie ich entscheide, die Verantwortung trage ich und mein Herz weiß, was richtig ist.

Entwicklung/Soll-Zustand

Der eigenen Intuition vertrauen, Selbstvertrauen, Selbstbewusstsein, gutes Urteilsvermögen

Nr. 6: Cherry Plum (Kirsch-pflaume)

Momentane Situation/ Beschwerde/ Ist-Zustand

Sie haben Angst, die Kontrolle über Ihre Emotionen zu verlieren? Sie neigen zu zwanghaften Verhalten? Sie sind oft wütend oder hysterisch und neigen zum Drama?

Beschreibung von Dr. Edward Bach:

„Furcht, den Verstand überzustrapazieren, den Verstand zu verlieren. Schreckliches zu tun, was man nicht tun will und dennoch kommt der Gedanke daran und der Impuls, es zu tun." (Edward Bach: Die 12 Heiler und andere Heilmittel)

Affirmation zum Ziel

In schwierigen Situationen atme ich tief durch und fühle meine Gefühle ohne Wertung. Ich nehme mir die Zeit, mich immer wieder in meine Mitte zu bringen. Ich nehme auch die Entspannung bewusst wahr.

Entwicklung/Soll-Zustand

Ausgeglichenheit und innere Entspannung, Gelassenheit, seelische Ausgeglichenheit

Nr. 7: Chestnut Bud (Knospe der Rosskastanie)

Momentane Situation/ Beschwerde/ Ist-Zustand

Sie lernen nicht aus Ihren Fehlern? Sie verhalten sich leichtsinnig? Sie sind unkonzentriert, vergesslich und schusselig?

Beschreibung von Dr. Edward Bach:

„Für diejenigen, die aus Beobachtung und Erfahrung nicht den vollen Nutzen ziehen und die länger als andere brauchen, die Lehren des täglichen Lebens zu lernen. Wo für andere eine Erfahrung ausreicht, benötigen diese Menschen mehr, manchmal mehrere, bevor sie die Lektion gelernt haben. Deshalb müssen sie zu ihrem Bedauern denselben Fehler mehrmals machen, wo einmal genug wäre, oder das Beobachten anderer ihnen diesen einen hätte ersparen können." (Edward Bach: Die 12 Heiler und andere Heilmittel)

Affirmation zum Ziel

Ich kann eine Nacht darüber schlafen, bevor ich handle und entscheide. Jede meiner Erfahrung war wichtig und ich entwickle mich bewusst weiter. Ich lerne gern Neues und entwickle mich dadurch weiter.

Entwicklung/Soll-Zustand

Lernbereitschaft und Entwicklungsfähigkeit, persönliche Integrität, Klarheit, Konzentrationsfähigkeit

Nr. 8: Chicory (Wegwarte)

Momentane Situation/ Beschwerde/ Ist-Zustand

Sie sind besitzergreifend und wollen übermäßig beschützen? Sie erwarten immer Dank für Ihre Bemühungen? Sie sind beleidigt, wenn Sie nicht beachtet werden? Sie sind egoistisch und mischen sich in fremde Angelegenheiten ein?

Beschreibung von Dr. Edward Bach:

„Für diejenigen, die sehr auf die Bedürfnisse anderer bedacht sind, sie neigen dazu, vor Fürsorge für Kinder, Verwandte, Freunde überzufließen und sie finden immer etwas, das gerichtet werden muss. Ständig verbessern sie etwas, was ihnen falsch vorkommt und genießen das. Sie wünschen die, um die sie sich kümmern, um sich zu haben." (Edward Bach: Die 12 Heiler und andere Heilmittel)

Affirmation zum Ziel

Ich schenke mir selbst die Liebe, die ich von anderen

Menschen erwarte. Ich freue mich am Geben, ohne Gegenleistung. Ich empfange mit Freude.

Entwicklung/Soll-Zustand
Bedingungslose Liebe geben und Freiheit gewähren, Selbstfürsorge, wohlwollendes Handeln.

Nr. 9: Clematis (Gemeine Waldrebe)

Momentane Situation/ Beschwerde/ Ist-Zustand
Sie verlieren sich in Ihren Fantasien und Träumen? Sie sind öfter geistig abwesend? Sie sind oft unaufmerksam oder orientierungslos? Sie leben lieber in Ihren Visionen?

Beschreibung von Dr. Edward Bach:
„Für diejenigen, die verträumt, schläfrig, nicht ganz wach sind, die kein großes Interesse am Leben haben. Stille Menschen, die mit ihrer gegenwärtigen Situation nicht wirklich glücklich sind und mehr in der Zukunft als in der Gegenwart, in der Hoffnung auf glücklichere Zeiten leben, wenn ihre Wunschvorstellungen wahr werden. Wenn sie krank sind, machen sie keine großen Anstrengungen, um wieder gesund zu werden und in manchen Fällen freuen sie sich auf den Tod, weil sie auf Besseres hoffen oder darauf,

dass sie einen geliebten Menschen wiedertreffen, den sie verloren haben." (Edward Bach: Die 12 Heiler und andere Heilmittel)

Affirmation zum Ziel
Ich öffne mich für die Realisierung meines Traumes. Ich erfreue mich am Alltag, lebe hier und jetzt und entdecke die Wunder. Ich nutze meine Fantasie zu meinem Wohle und zum Wohle aller.

Entwicklung/Soll-Zustand
Realitätsbewusstsein und Gegenwart genießen, gegenwärtige Gestaltungsmöglichkeiten nutzen und Ausdruck kreativer, innerer Welten.

Nr. 10: Crab Apple (Holzapfel)
Momentane Situation/ Beschwerde/ Ist-Zustand
Sie sind mit Ihrem Aussehen unsicher und unzufrieden? Sie haben einen Reinigungsfimmel und Ordnungszwang? Sie haben einen Waschzwang oder fühlen sich häufig beschmutzt? In der Sexualität sind Körperflüssigkeiten unerwünscht oder störend?
Beschreibung von Dr. Edward Bach:
„Das ist das Reinigungsmittel. Für diejenigen „die das Gefühl haben, etwas nicht ganz Reines an sich zu

haben. Oft ist es etwas, das nicht sehr wichtig erscheint, manchmal ist es eine ernstere Krankheit, die neben der Sache verblasst, auf die sie sich konzentrieren. In beiden Fällen sind sie ängstlich darauf bedacht, sich von der einen besonderen Sache zu befreien, die den meisten Raum in ihrem Denken einnimmt und deren Heilung ihnen so wichtig vorkommt. Sie verzagen, wenn die Behandlung nicht anschlägt. Als Reinigungsmittel säubert dieses Mittel Wunden, wenn der Patient Grund zu der Annahme hat, dass etwas Giftiges eingedrungen ist, das herausgezogen werden muss." (Edward Bach: Die 12 Heiler und andere Heilmittel)

Affirmation zum Ziel
Ich genieße meinen Körper und entdecke ihn neu. Mein Wesen ist rein und fühlt sich wohl. Ich bin perfekt, so wie ich bin. Ich genieße und entspanne, auch wenn es unordentlich aussieht.

Entwicklung/Soll-Zustand
Selbstannahme, Akzeptanz und Liebe des eigenen Körpers, innere Reinigung des Körpers.

Nr. 11: Elm (Ulme)

Momentane Situation/ Beschwerde/ Ist-Zustand

Sie haben viel Verantwortung und fühlen sich ihr nicht gewachsen? Sie können nicht entspannen? Sie fühlen sich minderwertig? Sie setzen Ihre Energien momentan für ein einziges Ziel ein und übergehen Ihre gesunden Grenzen?

Beschreibung von Dr. Edward Bach:

„Für jene, die gute Arbeit leisten, ihrer Berufung im Leben folgen und die hoffen, etwas Wichtiges zu tun und das oft zum Wohle der Menschheit. Manchmal treten Zeiten der Mutlosigkeit auf, wenn sie das Gefühl haben, die übernommene Aufgabe sei zu schwierig und überstiege die menschlichen Kräfte."
(Edward Bach: Die 12 Heiler und andere Heilmittel)

Affirmation zum Ziel

Ich bekomme all die Hilfe, die ich jetzt benötige und nehme sie dankbar an. Ich wachse mit jeder Aufgabe und kann Wichtiges von Unwichtigen unterscheiden. Ich tue alles mit Freude und Gelassenheit.

Vertrauen und Durchhaltekraft in die eigenen Fähigkeiten, gesunde Schaffenskraft, gesundes Maß an Verantwortungsgefühl.

Nr. 12: Gentian (Herbstenzian)

Momentane Situation/ Beschwerde/ Ist-Zustand

Sie sind oft enttäuscht und entmutigt? Sie fühlen sich traurig und niedergeschlagen? Sie sehen die Dinge pessimistisch? Sie erwarten negative Resultate?

Beschreibung von Dr. Edward Bach:

„Für diejenigen, die schnell entmutigt sind. Sie machen vielleicht gute Fortschritte nach einer Erkrankung oder im täglichen Leben, aber jede kleine Verzögerung oder jedes Hindernis auf dem Weg der Besserung ruft Zweifel hervor und entmutigt sie rasch." (Edward Bach: Die 12 Heiler und andere Heilmittel)

Affirmation zum Ziel

Alles, was ich tue, wird Früchte tragen.

Meine Gedanken konzentrieren sich auf meinen Erfolg. Ich mache weiter, auch wenn es mir schwerfällt.

Entwicklung/Soll-Zustand

Optimismus und Zuversicht, positive Erwartungshaltung, Willensstärke

Nr. 13: Gorse (Stechginster)

Momentane Situation/ Beschwerde/ Ist-Zustand

Sie reagieren pessimistisch, sobald etwas schlecht läuft? Sie sehen keinen Ausweg? Alles scheint sinnlos? Sie sehen kein Licht am Horizont? Sie glauben, niemand kann Ihnen wirklich helfen?

Beschreibung von Dr. Edward Bach:

„Sehr große Hoffnungslosigkeit, sie haben den Glauben aufgegeben, dass noch etwas für sie getan werden kann. Durch Überreden oder das Bitten anderer versuchen sie vielleicht Behandlungen, versichern aber gleichzeitig ihrer Umgebung, dass die Hoffnung auf Linderung so klein ist." (Edward Bach: Die 12 Heiler und andere Heilmittel)

Affirmation zum Ziel

Ich öffne mich ungewöhnlichen Wegen.

Es gibt auch für mich den Weg der Freude und der Gesundheit. In mir ist die Kraft, die Wunder möglich macht.

Entwicklung/Soll-Zustand

Hoffnung und Lebensfreude, Optimismus, Mut, Kraft und Vertrauen

Nr.14: Heather (Schottisches Heidekraut)

Momentane Situation/ Beschwerde/ Ist-Zustand

Sie sind stark mit sich selbst beschäftigt und haben ein starkes Mitteilungsbedürfnis? Sie können nicht zuhören? Sie sind egoistisch, selbstbezogen und jammern gern? Sie müssen sich immer im Mittelpunkt platzieren?

Beschreibung von Dr. Edward Bach:

„Jene, die immer die Gesellschaft von irgendjemanden suchen, der gerade verfügbar ist, weil sie es nötig haben, ihre eigenen Angelegenheiten mit anderen zu besprechen, egal, wer es auch sein mag. Sie sind sehr unglücklich, wenn sie eine Zeit lang allein sein müssen, egal, wie kurz." (Edward Bach; Die 12 Heiler und andere Heilmittel)

Affirmation zum Ziel

Ich erkenne, wann ich mich zurückhalten muss und wann ich mich ins Zentrum stelle. Ich höre mir und anderen mit den Augen der Liebe zu. Ich verstehe mich durch den Spiegel der anderen. Ich bin wertvoll, so wie ich bin.

Entwicklung/Soll-Zustand
Einfühlungs-vermögen und Interesse an Anderen, Selbstliebe, Wir-Gefühl

Nr. 15: Holly (Stechpalme)

Momentane Situation/ Beschwerde/ Ist-Zustand
Sie sind neidisch, eifersüchtig und misstrauisch? Sie sind cholerisch und haben oft schlechte Laune? Sie fühlen sich häufig abgelehnt?

Beschreibung von Dr. Edward Bach:
„Für jene, die manchmal von Gefühlen der Eifersucht, Neid, Rache oder Misstrauen überfallen werden. Für die verschiedenen Arten von Verdruss und Ärger. Innerlich leiden sie vielleicht sehr, häufig dann, wenn es keinen Grund für ihr Unglücklichsein gibt." (Edward Bach: Die 12 Heiler und andere Heilmittel)

Affirmation zum Ziel
Ich wähle den Weg der Liebe und des Herzens. In der Liebe bin ich sicher und geborgen. Ich bin so, wie ich

bin, gut und genug.

Entwicklung/Soll-Zustand
Sanftmut und Großherzigkeit, Offenheit, Vertrauen, Selbstfürsorge

Nr. 16: Honeysuckle (Geißblatt)

Momentane Situation/ Beschwerde/ Ist-Zustand
Sie schwelgen sehr in der Vergangenheit oder haben Heimweh? Sie können die Gegenwart nicht genießen? Denken Sie häufig „Ach, wenn es doch wieder wie früher wäre?"

Beschreibung von Dr. Edward Bach:
„Für diejenigen, die viel in der Vergangenheit leben, vielleicht in Zeiten großen Glücks oder in Erinnerungen an einen verlorenen Freund oder an Ziele, die sich nicht verwirklichen ließen. Sie erwarten von der Zukunft kein solches Glück mehr, wie sie es einst hatten." (Edward Bach: Die 12 Heiler und andere Heilmittel)

Affirmation zum Ziel
Ich bin dankbar für die schöne Erfahrung von damals und auch heute und in der Zukunft wartet

Schönes auf mich. Ich freue mich auf den heutigen Tag und empfange wundervolle Geschenke. Ich mache jetzt das Beste aus diesem Moment.

Entwicklung/Soll-Zustand
Vergangenheitsbewältigung, Leben im Hier und Jetzt, Vertrauen in die Zukunft

Nr. 17: Hornbeam (Weißbuche)

Momentane Situation/ Beschwerde/ Ist-Zustand
Sie haben keinen Schwung und kommen schwer aus dem Bett? Sie sind innerlich erschöpft? Sie sind ein typischer Morgenmuffel? Sie tun Ihre Arbeit ohne Liebe und Hingabe?

Beschreibung von Dr. Edward Bach:
„Für jene, die das Gefühl haben, sie hätten nicht genügend Stärke, geistig oder körperlich, die Last zu tragen, die das Leben ihnen aufbürdet. Die täglichen Pflichten scheinen ihnen zu viel, um sie bewältigen zu können, obwohl sie im Allgemeinen ihren Aufgaben erfolgreich nachkommen. Für diejenigen, die glauben, dass ein Teil von ihnen, geistig oder körperlich, gestärkt werden müsste, bevor sie ihre Aufgabe

leicht erfüllen können." (Edward Bach: Die 12 Heiler und andere Heilmittel)

Affirmation zum Ziel

Alles, was ich tue, tue ich mit Liebe. Ich kann geduldig abwarten und verständnisvoll sein. Ausgeschlafen, frisch und gestärkt macht mir die Arbeit mehr Spaß.

Entwicklung/Soll-Zustand

Vitalität und Frohsinn, innere Spannkraft und frische Energie

Nr. 18: Impatiens (Springkraut)

Momentane Situation/ Beschwerde/ Ist-Zustand

Sie sind sehr ungeduldig und reizbar? Sie sind ständig gehetzt? Sie arbeiten bis zur Erschöpfung? Immer alles schnell machen und immer aktiv sein?

Beschreibung von Dr. Edward Bach:

„Für diejenigen, die schnell denken und handeln und die verlangen, dass alles ohne Zögern oder Verzögerung erledigt werden soll. Wenn sie krank sind, sind sie bemüht, sich möglichst schnell zu erholen. Sie finden es sehr schwierig, geduldig mit Leuten zu sein, die langsamer sind, da sie es falsch und eine Zeitverschwendung finden, und sie werden sich bemühen, solche Menschen in jeder möglichen Hinsicht schneller zu machen. Oft ist es ihnen lieber, allein zu arbeiten und zu denken, sodass sie alles in ihrem eigenen Tempo erledigen können." (Edward Bach: Die 12 Heiler und andere Heilmittel)

Affirmation zum Ziel
Die wertvolle Zeit, die ich habe, teile ich mir neu ein. Es entstehen auch in der Ruhe und Gelassenheit viele Arbeiten. Ich erkenne eine neue Qualität. Jeder hat seinen eigenen Rhythmus und das ist gut so.

Entwicklung/Soll-Zustand
Geduld und Gelassenheit, Entschleunigung, Ausgeglichenheit

Nr. 19: Larch (Lärche)

Momentane Situation/ Beschwerde/ Ist-Zustand
Sie brauchen mehr Selbstvertrauen für ein neues Projekt? Sie glauben, nicht gut genug zu sein? Denken Sie, andere sind klüger, besser und wichtiger als Sie? Sie denken öfter an das, was sie nicht haben als an das, was sie an Fähigkeiten bereits besitzen?

Beschreibung von Dr. Edward Bach:

„Für diejenigen, die sich selbst nicht für so gut oder so fähig halten, wie die um sich herum, sie erwarten Fehlschläge, sie glauben, dass sie niemals Erfolg haben werden und deshalb keinen Versuch unternehmen oder nicht ernsthaft genug versuchen, es zu etwas zu bringen." (Edward Bach: Die 12 Heiler und andere Heilmittel)

Affirmation zum Ziel

Ich vertraue mir und meinen Fähigkeiten. Ich bin gut. Ich liebe mich, so wie ich bin. Jeder hat seine eigenen Aufgaben und Methoden. Ich vertraue mir, ich bin gewollt und wichtig für die Gemeinschaft. Ich erkenne meine Stärken und fühle mich gut dabei.

Entwicklung/Soll-Zustand

Selbstannahme der Persönlichkeit, Selbstvertrauen, Selbstbewusstsein, Selbstwert-schätzung, Stärken erkennen und leben

Nr.20: Mimulus (Gefleckte Gauklerblume)

Momentane Situation/ Beschwerde/ Ist-Zustand

Sie haben vor einer bestimmten Sache Angst? Sie

sind generell sehr schreckhaft? Sie haben z. B. Phobien oder Platzangst? Sie fangen manchmal an zu stottern oder werden schnell rot?

Beschreibung von Dr. Edward Bach:
„Furcht vor weltlichen Dingen wie Krankheit, Schmerzen, Unfällen, Armut, der Dunkelheit, dem Alleinsein, Unglück. Die Ängste des alltäglichen Lebens. Diese Menschen ertragen ihre Schrecken still und heimlich, sie sprechen nicht offen mit anderen darüber." (Edward Bach: Die 12 Heiler und andere Heilmittel)

Affirmation zum Ziel
Ich vertraue ins Leben. Alles ist gut. Ich stelle mich mutig dem Leben und all meinen Aufgaben. Ich wachse mit jeder neuen Herausforderung und nehme meine Angst an.

Entwicklung/Soll-Zustand
Mut und Vertrauen, Sicherheit, Zuversicht, positiver Umgang mit der eigenen Sensibilität

Nr. 21: Mustard (Wilder Senf)
Momentane Situation/ Beschwerde/ Ist-Zustand

Sie fühlen sich oft unsicher, ohne bestimmten Grund? Sie sind melancholisch und verspüren eine überirdische Sehnsucht? Sie erleben sich wie gelähmt? Sie haben extreme Stimmungsschwankungen?

Beschreibung von Dr. Edward Bach:
„Für diejenigen, die Zeiten der Niedergeschlagenheit oder sogar der Verzweiflung unterworfen sind, als ob eine kalte, dunkle Wolke sie überschatten würde und das Licht und die Lebensfreude vor ihnen verbergen würde. Vielleicht können sie keinerlei Grund oder Erklärung für diese Anfälle nennen. Unter diesen Umständen ist es beinahe unmöglich, glücklich oder fröhlich zu erscheinen." (Edward Bach: Die 12 Heiler und andere Heilmittel)

Affirmation zum Ziel
Ich entscheide mich, meinem Leben eine neue Richtung zu geben, ich bin willkommen. Auf Dunkelheit folgt Licht und ich erkenne die beiden Pole. Heute sehe ich das Leben neu, dankbar und mit Aufgaben, die mir Spaß machen werden. Die Sonne scheint innerhalb und außerhalb von mir und ist immer da,

auch wenn ich sie momentan nicht wahrnehme.

Entwicklung/Soll-Zustand
Freude am Leben und an der Wirklichkeit, Durchhaltevermögen, Gelassenheit, kraftgebender Glauben

Nr. 22: Oak (Eiche)

Momentane Situation/ Beschwerde/ Ist-Zustand
Sie haben zu wenig Zeit für das Angenehme durch Ihr starkes Pflichtgefühl? Sie denken: „Ich muss durchhalten?" Sie nehmen die körperlichen Anzeichen nicht wahr? Wenn Sie frei haben oder Urlaub, fühlen Sie sich krank oder erschöpft?

Beschreibung von Dr. Edward Bach:
„Für diejenigen, die sehr darum ringen und kämpfen, gesund zu werden oder das im Zusammenhang mit ihren Alltagsangelegenheiten tun. Sie versuchen weiter eines nach dem anderen, obwohl ihr Fall aussichtslos scheinen mag. Sie kämpfen weiter. Sie sind unzufrieden mit sich selbst, wenn Krankheit sie daran hindert, ihren Verpflichtungen nachzukommen oder anderen zu helfen. Sie sind tapfere Menschen, die gegen große Schwierigkeiten ankämpfen, ohne die Hoffnung zu verlieren oder in ihren

Anstrengungen nachzulassen." (Edward Bach: Die 12 Heiler und andere Heilmittel)

Affirmation zum Ziel

Ich kann nur aktiv und gesund bleiben, wenn ich auch Ruhe und Nichtstun genieße. Meine männliche und meine weibliche Seite in mir bleiben im Gleichgewicht. Ich gönne meinem Körper, meinem Geist und meiner Seele genau die Pausen, die sie brauchen. Ich akzeptiere jetzt die Grenzen meiner Belastbarkeit.

Entwicklung/Soll-Zustand

Die eigene Leistungsgrenze erkennen und akzeptieren, angemessene Einsatzbereitschaft

Nr. 23: Olive (Echter Ölbaum)

Momentane Situation/ Beschwerde/ Ist-Zustand

Sie werden schnell müde nach Herausforderungen? Sie sind physisch und psychisch schnell erschöpft? Sie können sich nicht ausreichend um sich selbst kümmern? Sie haben ein Burn-out?

Beschreibung von Dr. Edward Bach:

„Für diejenigen, die geistig oder körperlich viel ertragen haben und die so erschöpft sind, dass sie das Gefühl haben, keine Kraft mehr für irgendeine Anstrengung zu haben. Das tägliche Leben bedeutet für sie harte Arbeit, an der sie keine Freude haben." (Edward Bach: Die 12 Heiler und andere Heilmittel)

Affirmation zum Ziel

Ich überlasse meinem inneren Heiler die Aufgabe, mich zu regenerieren und zu stärken. Ich nehme mir die Zeit, die ich jetzt brauche. Ich tue Dinge, aus denen ich bewusst Kraft schöpfe.

Entwicklung/Soll-Zustand

Vitalität und Stärke, neue Lebensenergie, auf die innere Stimme vertrauen

Nr. 24: Pine (Schottische Kiefer)

Momentane Situation/ Beschwerde/ Ist-Zustand

Sie fühlen sich leicht angesprochen und nehmen vieles persönlich? Sie haben oft Schuldgefühle? Egal, was Sie machen, es ist nicht genug? Sie fühlen sich als das schwarze Schaf?

Beschreibung von Dr. Edward Bach:

„Für jene, die sich selbst Vorwürfe machen. Sogar wenn sie erfolgreich sind, glauben sie, dass sie es hätten besser machen können und sind niemals zufrieden mit ihrer Leistung oder ihren Ergebnissen. Sie arbeiten schwer und leiden sehr unter ihren Fehlern, die sie sich selbst zuschreiben. Manchmal übernehmen sie sogar die Verantwortung, wenn ein anderer einen Fehler macht." (Edward Bach: Die 12 Heiler und andere Heilmittel)

Affirmation zum Ziel
Erfolge. Ich bin genug, richtig und großartig, so wie ich es tue.

Entwicklung/Soll-Zustand
Selbstliebe, Selbstakzeptanz, Selbstwertschätzung, alle Erfolge gebührend feiern

Nr. 25: Red Chestnut (Rote Kastanie)
Momentane Situation/ Beschwerde/ Ist-Zustand
Sie machen sich ständig Sorgen um andere Menschen? Sie kontrollieren andere Menschen? Ihr Mitgefühl ist grenzenlos? Sie sind sehr misstrauisch und erdrücken andere mit Ihrer Liebe?

Beschreibung von Dr. Edward Bach:

„Für diejenigen, die es schwierig finden, sich nicht um andere zu sorgen. Oftmals haben sie aufgehört, sich um sich selbst zu kümmern, leiden aber sehr um jene, die sie lieben und stellen sich häufig vor, was jenen für ein Unglück zustoßen könnte." (Edward Bach: Die 12 Heiler und andere Heilmittel)

Affirmation zum Ziel

Ich mache mir und anderen Mut. Ich öffne mich der Harmonie. Ich vertraue mir und meinen Liebsten und sehe sie stark und kraftvoll vor meinem inneren Auge. Ich erkenne und akzeptiere meine Angelegenheiten und die Angelegenheiten meiner Mitmenschen.

Entwicklung/Soll-Zustand

Innerer Frieden und Vertrauen in andere, Ruhe und Gelassenheit

Nr. 26: Rock Rose (Gelbes Sonnenröschen)

Momentane Situation/ Beschwerde/ Ist-Zustand

Sie haben eine schlechte Nachricht bekommen, die Sie stark beschäftigt, grübeln oder befinden sich in einer Situation, die sie quält? Sie leiden an Posttraumatischer Belastungsstörung, Alpträumen oder an Schicksalserfahrungen? In schwierigen Situationen können Sie nicht mehr klar denken, zittern oder haben Schweißausbrüche?

Beschreibung von Dr. Edward Bach:
„Das Notfallmittel, für Fälle, wo Hoffnung noch nicht einmal aufscheint. Bei einem Unfall oder plötzlicher Krankheit oder wenn der Patient sehr verängstigt oder entsetzt ist oder der Zustand so ernst ist, dass er den Mitmenschen große Furcht einflößt. Wenn der Patient bewusstlos ist, kann man die Lippen mit dem Mittel befeuchten. Auch können weitere Mittel notwendig sein, wie z. B. Clematis bei Bewusstlosigkeit, die ein tiefer, schlafähnlicher Zustand ist, bei inneren Qualen Agrimony und so weiter." (Edward Bach: Die 12 Heiler und andere Heilmittel)

Affirmation zum Ziel
Ich vertraue in etwas, was Größer ist als ich.
Ich gebe mich dem Leben und der natürlichen Ordnung vertrauensvoll hin. Ich empfange hilfreiche und heilende Informationen, wenn ich mit meinem Körper verbunden bin.

Entwicklung/Soll-Zustand
Ruhe, Mut und Kraft, klaren Kopf haben

Nr. 27: Rock Water (Heilquellwasser)

Momentane Situation/ Beschwerde/ Ist-Zustand
Sie wollen alles perfekt machen? Sie sind dogma-
tisch und haben übertriebene Moralvorstellungen?
Ist es Ihnen wichtig, immer ein Vorbild zu sein? Sie
sind mit sich und anderen streng und fordernd?

Beschreibung von Dr. Edward Bach:
„Menschen, die sehr streng in ihrer Lebensauffas-
sung sind, sie versagen sich viele der Freuden und
Vergnügen des Lebens, weil sie meinen, es könnte
ihre Aufgabe stören. Sie sind sich selbst strenge
Zuchtmeister. Sie wünschen, gesund, stark und aktiv
zu sein und werden alles tun, was ihrer Meinung
nach so erhält. Sie hoffen, anderen ein ansprechen-
des Vorbild zu geben, um andere anzuregen, ihrem
Beispiel zu folgen und in der Folge bessere Menschen zu sein." (Edward Bach: Die 12 Heiler und andere Heilmittel)

Affirmation zum Ziel

Ich öffne mich für die Liebe zu mir selbst. Ich genieße die sensible und weiche Seite in mir. Ich bin wunderbar, so wie ich bin. In der Natur ist alles perfekt, genau wie ich.

Entwicklung/Soll-Zustand

Flexibilität und gesunde Disziplin, „im Fluss bleiben"

Nr. 28: Scleranthus (Einjähriger Knäuel)

Momentane Situation/ Beschwerde/ Ist-Zustand

Sie können sich schwer entscheiden? Sie sind oft unentschlossen und haben starke Stimmungsschwankungen? Sie fangen vieles an und führen die Dinge nicht zu Ende?

Beschreibung von Dr. Edward Bach:

„Für jene, die sehr darunter leiden, sich nicht zwischen zwei Dingen entscheiden können, weil zuerst das eine, dann das andere richtig erscheint. Für gewöhnlich sind es stille Menschen, die ihre Schwierigkeiten allein ertragen, da sie nicht dazu neigen, sie mit anderen zu besprechen." (Edward Bach: Die 12 Heiler und andere Heilmittel)

Affirmation zum Ziel

Wenn ich mich erde, kann ich Wesentliches von Unwesentlichem unterscheiden. Geistige Klarheit entsteht durch mein bewusstes tiefes Ein- und Ausatmen. Im Austausch mit Menschen, die sich mit meinem Thema auskennen, erhalte ich wertvolle Hinweise.

Entwicklung/Soll-Zustand

Entscheidungs-klarheit, in Balance sein, Konzentrationsfähigkeit

Nr.29: Star of Bethlehem (Doldiger Milchstern)

Momentane Situation/ Beschwerde/ Ist-Zustand

Sie fühlen sich niedergeschlagen oder depressiv? Sie haben eine seelische Störung? Sie hatten ein Trauma? Sie sind häufig melancholisch und das Leben fühlt sich schwer an?

Beschreibung von Dr. Edward Bach:

„Für diejenigen, die in großer Bedrängnis unter Umständen leben, die eine Zeit lang großes Unglück verursachen. Die Erschütterung durch ernste Neuigkeiten, der Verlust eines geliebten Menschen, der Schrecken, der auf einen Unfall folgt und ähnliches.

Das Mittel bringt denen Trost, die sich eine Zeit lang nicht trösten lassen wollen." (Edward Bach: Die 12 Heiler und andere Heilmittel)

Affirmation zum Ziel
Ich erwarte jetzt Gutes und Leichtes in meinem Leben. Ich kann meine Seele durch mein Mitgefühl und meine inneren Helfer heilen. Das Leben liebt mich und ich liebe auch das Leben.

Entwicklung/Soll-Zustand
Trost und emotionale Stärke, Vertrauen ins Leben, Überwindung des Traumas, Neubeginn

Nr. 30: Sweet Chestnut (Esskastanie)
Momentane Situation/ Beschwerde/ Ist-Zustand
Sie brauchen Mut und Ansporn? Sie sind sehr verzweifelt und hoffnungslos? Sie stecken in einer Krise fest? Sie fühlen sich hoffnungslos und verloren? Beschreibung von Dr. Edward Bach:
„Für die Augenblicke, die manche Menschen erleben, wenn die Qual so groß ist, dass sie unerträglich scheint. Wenn Geist oder Körper den Eindruck machen, als ob sie bis zur letzten Grenze des Erträglichen durchgehalten hätten und jetzt nachgeben

müssten. Wenn es scheint, als bliebe nur noch Zerstörung und Vernichtung zu gewärtigen." (Edward Bach: Die 12 Heiler und andere Heilmittel)

Affirmation zum Ziel

In diesem Moment meines Lebens gehe ich zum Licht am Ende des Tunnels. Ich halte durch und mache weiter. Ich hole mir jetzt die Hilfe und Unterstützung, die ich brauche. Ich werde in Hülle und Fülle leben. Ich spüre, alles ist möglich.

Entwicklung/Soll-Zustand

Kraft und Hoffnung, Mut, gelöste Situation

Nr. 30: Sweet Chestnut (Esskastanie)

Momentane Situation/ Beschwerde/ Ist-Zustand

Sie brauchen Mut und Ansporn? Sie sind sehr verzweifelt und hoffnungslos? Sie stecken in einer Krise fest? Sie fühlen sich hoffnungslos und verloren?

Beschreibung von Dr. Edward Bach:

„Für die Augenblicke, die manche Menschen erleben, wenn die Qual so groß ist, dass sie unerträglich scheint. Wenn Geist oder Körper den Eindruck machen, als ob sie bis zur letzten Grenze des Erträglichen durchgehalten hätten und jetzt nachgeben müssten. Wenn es scheint, als bliebe nur noch Zerstörung und Vernichtung zu gewärtigen." (Edward Bach: Die 12 Heiler und andere Heilmittel)

Affirmation zum Ziel

In diesem Moment meines Lebens gehe ich zum Licht am Ende des Tunnels. Ich halte durch und mache weiter. Ich hole mir jetzt die Hilfe und Unterstützung, die ich brauche. Ich werde in Hülle und Fülle leben. Ich spüre, alles ist möglich.

Entwicklung/Soll-Zustand

Kraft und Hoffnung, Mut, gelöste Situation

Nr. 31: Vervain (Eisenkraut)

Momentane Situation/ Beschwerde/ Ist-Zustand

Sie sind sehr enthusiastisch und dadurch überanstrengt? Sie wollen andere immer überzeugen? Sie fühlen sich getrieben und neigen zu zwanghaftem Verhalten?

Beschreibung von Dr. Edward Bach:

„Für diejenigen mit starken Prinzipien und Vorstellungen, von deren Richtigkeit sie überzeugt sind und die sie sehr selten verändern. Sie verspüren den starken Wunsch, alle um sie herum zu ihren Ansichten über das Leben zu bekehren. Sie haben einen starken Willen und großen Mut, wenn sie von den Dingen überzeugt sind, die sie weitergeben möchten. Im Krankheitsfall kämpfen sie noch lange weiter, wo andere ihre Aufgaben schon längst abgegeben hätten." (Edward Bach: Die 12 Heiler und andere Heilmittel)

Affirmation zum Ziel

Ich lasse auch anderen Menschen ihre Meinungen und Ansichten. Ich sage meine Meinung wohlwollend und respektvoll, wenn ich gefragt werde. Mit Gewalt mache ich mir und anderen keine Freude. Ich atme tief durch und entspanne.

Entwicklung/Soll-Zustand

Entspannung und Genuss, maßvolles Leben, Gelassenheit

Nr. 32: Vine (Weinrebe)

Momentane Situation/ Beschwerde/ Ist-Zustand

Sie sind sehr ehrgeizig, zu dominant und unflexibel? Sie sind rücksichtslos oder skrupellos? Sie sind respektlos und rechthaberisch? Sie wollen immer

Führen?

Beschreibung von Dr. Edward Bach:
„Für sehr fähige Menschen, die sich ihrer Fähigkeiten sicher sind und auf ihren Erfolg vertrauen. Sie sind so selbstsicher, dass sie glauben, es wäre zum Nutzen anderer, wenn sie diese dazu überreden könnten, Dinge so zu tun, wie sie selbst es tun oder es für richtig halten. Sogar, wenn sie krank sind, geben sie ihren Betreuern noch Anweisungen. In Notfällen können sie von großem Nutzen sein." (Edward Bach: Die 12 Heiler und andere Heilmittel)

Affirmation zum Ziel
Mein Wille mir zu folgen geschieht auf Basis der Freiheit. Ich sehe heute mit den Augen des anderen und entdecke neue Zusammenhänge. Viele Wege können zum Ziel führen. Ich übe Toleranz.

Entwicklung/Soll-Zustand
Empathie und natürliche Autorität, Verständnis, Rücksichtnahme

Nr. 33: Walnut (Walnuss)
Momentane Situation/ Beschwerde/ Ist-Zustand

Sie können sich nicht an Veränderungen anpassen? Sie nehmen übermäßig Rücksicht auf andere? Sie können sich nicht neuen Dingen öffnen, auch, wenn es überholt ist? Alles sollte beim Alten bleiben, Neues macht ihnen Angst?

Beschreibung von Dr. Edward Bach:
„Für diejenigen, die klare Vorstellungen und Ziele im Leben haben und diese erreichen, sich aber bei seltenen Gelegenheiten von ihren eigenen Vorstellungen, Zielen und Aufgaben durch die Begeisterung anderer, deren Überzeugungen oder deren starken Ansichten abbringen lassen. Das Mittel gibt Standhaftigkeit und schützt vor äußeren Einflüssen."
(Edward Bach: Die 12 Heiler und andere Heilmittel)

Affirmation zum Ziel
Ich bleibe im Vertrauen mit dem, was ich will und tue. Ich passe mich dem Fluss des Lebens vertrauensvoll an. Ich stehe zu meinem Entschluss, da er aus mir heraus entstand.

Entwicklung/Soll-Zustand
Standhaftigkeit, Schutz vor äußeren Einflüssen, innere Stabilität

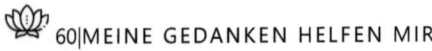

Nr. 34: Water Violet (Sumpfwasser-feder)

Momentane Situation/ Beschwerde/ Ist-Zustand

Sie sind gern allein, haben aber ein schlechtes Gewissen damit? Sie wirken arrogant, überheblich, eingebildet, stolz und wollen lieber etwas Besseres darstellen? Sie haben eine unsichtbare Mauer um sich herum? Auch in intimen Beziehungen bleiben sie lieber auf Distanz?

Beschreibung von Dr. Edward Bach:

„Für jene, die in Gesundheit oder Krankheit gern allein sind. Sehr stille Persönlichkeiten, die sich leise bewegen, wenig reden, und wenn, dann ruhig. Sehr unabhängig, fähig und selbstständig. Fast unabhängig von Ansichten anderer. Sie sind zurückhaltend, belästigen niemanden und gehen ihren eigenen Weg. Oft sind sie klug und begabt. Ihr Frieden und ihre Gemütsruhe sind ein Segen für ihre Umgebung."
(Edward Bach: Die 12 Heiler und andere Heilmittel)

Affirmation zum Ziel

Ich erlaube mir Nähe, die mir guttut. Im Austausch mit anderen werde ich wachsen. Ich genieße das Alleinsein und die Gesellschaft mit anderen.

Entwicklung/Soll-Zustand

Kontaktfähigkeit, Austausch und Geselligkeit genießen, Offenherzig, Vertrauen in andere Menschen, tiefe Verbindungen leben

Nr. 35: White Chestnut (Weiße Rosskastanie)

Momentane Situation/ Beschwerde/ Ist-Zustand

Sie haben zwanghafte Gedanken? Sie grübeln oder führen endlose innere Dialoge? Sie haben gefühlt einen Knoten im Kopf? Auch nachts arbeitet Ihr Verstand auf Hochtouren?

Beschreibung von Dr. Edward Bach:

„Für jene, die ihren Geist nicht vor Gedanken, Ideen und inneren Streitgesprächen verschließen können. Für gewöhnlich dann, wenn die Konzentration einen Moment nachlässt und der Geist nicht vollauf beschäftigt ist. Gedanken, die besorgt machen und präsent bleiben oder nach kurzer Zeit wiederkehren, nachdem sie verbannt waren. Sie scheinen sich im Kreis zu drehen und verursachen geistige Qualen. Die Anwesenheit solcher unerwünschten Gedanken vertreibt den Seelenfrieden und stört die Fähigkeit, sich nur auf die Tagesarbeit zu konzentrieren oder den Tag zu genießen." (Edward Bach: Die 12 Heiler und andere Heilmittel)

Affirmation zum Ziel

Ich erde mich durch das Denken und Fühlen im Hier und Jetzt. Nichts von meinen Gedanken muss ich glauben. Ich lasse sie weiterziehen. Wenn ich meine Gedanken loslasse, können sie sich verändern.

Entwicklung/Soll-Zustand

Gedankenstille und innere Ruhe, Lösung durch Loslassen, Konzentration und neue Energie durch Konzentration auf das Wesentliche

Nr. 36: Wild Oat (Waldtrespe)

Momentane Situation/ Beschwerde/ Ist-Zustand

Sie haben sehr viele Interessen und wissen nicht, sich zu entscheiden, welcher Weg der richtige ist? Sie sind zeitlebens auf der Suche? Sie brauchen immer Abwechslung? Sie fühlen sich orientierungslos?

Beschreibung von Dr. Edward Bach:

„Für jene, die den Ehrgeiz haben, etwas Herausragendes im Leben zu leisten, die viele Erfahrungen machen möchten und alles genießen möchten, was ihnen möglich ist und das Leben zur Neige auskosten wollen. Ihre Schwierigkeit besteht darin, zu erkennen, welcher Beschäftigung sie nachgehen sollen, denn obwohl ihr Ehrgeiz groß ist, verspüren sie keine Berufung, die ihnen mehr zusagt als alle anderen. Das kann Verzögerungen und Unzufriedenheit nach sich ziehen." (Edward Bach: Die 12 Heiler und andere Heilmittel)

Affirmation zum Ziel
In der Stille empfange ich von meiner Seele Erfüllung und Bestimmung. Ich erkenne den übergeordneten Sinn, in all meinen Talenten. Ich setze mein Potenzial erfolgreich ein. All meinen Ideen gebe ich Form und Struktur.

Entwicklung/Soll-Zustand
Selbstfindung und Lebenssinn; Lebensziel, innere Führung

Nr. 37 Wild Rose (Heckenrose)
Momentane Situation/ Beschwerde/ Ist-Zustand
Sie können sich nicht mit Unangenehmen auseinandersetzen? Sie resignieren vorschnell? Sie sind passiv, gleichgültig und initiativlos? Sie leiden vor sich hin, aber ändern nichts daran?

Beschreibung von Dr. Edward Bach:

„Für jene, die scheinbar ohne ausreichenden Grund gegenüber allem resignieren und sich einfach durchs Leben treiben lassen, es so nehmen, wie es ist und keine Anstrengung unternehmen, etwas zu verbessern und Freude zu finden. Ohne zu klagen haben sie sich dem Kampf des Lebens ergeben." (Edward Bach: Die 12 Heiler und andere Heilmittel)

Affirmation zum Ziel

Ich atme Freude ein und öffne mein Herz für die Liebe zu mir selbst und dem Leben. Ich freue mich auf neue Abenteuer und begrüße den Tag. Ich sage Ja zu mir und alles, was ich heute tue, tue ich ganz bewusst.

Entwicklung/Soll-Zustand

Lebenslust und Lebensfreude, aktives Handeln, Lebensfreude und Motivation

Nr. 38: Willow (Gelbe Weide)

Momentane Situation/ Beschwerde/ Ist-Zustand

Sie baden im Selbstmitleid und sind verbittert? Sie fühlen sich als Opfer und geben die Schuld anderen? Sie erwarten von anderen, dass sich um Sie gekümmert wird?

Beschreibung von Dr. Edward Bach:
„Für die, denen Unglück oder ein Missgeschick widerfahren ist und die Schwierigkeiten damit haben, das ohne Klagen oder Groll anzunehmen, da sie das Leben sehr danach beurteilen, welchen Erfolg es mit sich bringt. Sie haben das Gefühl, eine solche Prüfung nicht verdient zu haben, dass es ungerecht war, und werden verbittert. Oft zeigen sie weniger Interesse und Tatendrang für die Dinge im Leben, die ihnen früher Spaß gemacht haben." (Edward Bach: Die 12 Heiler und andere Heilmittel)

Affirmation zum Ziel
Ich nehme jetzt meine Macht an, denn ich bin der Schöpfer meiner Realität. Ich übernehme die Verantwortung an, um etwas zu ändern. Ich nehme mein Schicksal an und mache jetzt das Beste daraus.

Entwicklung/Soll-Zustand
Schicksalsannahme, Macht erkennen, Selbstverantwortung, Dankbarkeit

Dieses Behandlungssystem ist das Vollkommenste, das uns seit Menschengedenken geschenkt wurde. Dieses Heilsystem, das uns durch Gott offenbart wurde, zeigt, dass es unsere Befürchtungen, unsere Sorgen, unsere Ängste und Ähnliches sind, die Erkrankungen den Weg ebnen.

Dr. Edward Bach

NOTFALLMISCHUNG

Diese Mischung ist bereits unter der Nr. 39 fertig abgefüllt. Die Notfalltropfen, auch Rescue-Blütenmischung, ist die einzige fertig gemischte Bach-Blüten-Essenz aus 5 verschiedenen Blüten von Dr. Edward Bach.

Inhalt: Star of Betlehem, Rock Rose, Cherry Plum, Impatiens und Clematis.

Die Notfallmischung können Sie bei allen emotionalen Notsituationen einnehmen oder geben. Tieren können Sie ebenfalls nach einem Unfall, vor und nach einer Operation und bei Ausnahmesituationen helfen.

VOR- UND NACHTEILE VERSCHIEDENER BACH-BLÜTEN-PRODUKTE

Wenn Sie Ihr Leben positiv beeinflussen wollen, wird der natürliche und lebensbejahende Weg sicher die beste Wahl sein. Laut Meinungsforschungsinstitut Forsa im Auftrag der TK (2016) fühlen sich 6 von 10 Menschen in Deutschland gestresst. Meine Frage an Sie: Soll das der Sinn des Lebens sein? Schnell, gehetzt, über- oder unterfordert durchs Leben zu gehen? Vielleicht stellen Sie sich die Frage nicht, was Ihnen wichtig ist und warum. Oder es ist unangenehm, sich mit sich selbst auseinanderzusetzen. Ja, das stimmt und ich gebe Ihnen recht, wenn Sie dies denken oder sagen. Meine Meinung ist, wir kommen nicht umhin, wir müssen uns entscheiden, jeden Tag, bewusst oder unbewusst, und spätestens, wenn nichts mehr im Leben geht oder Sie keine Möglichkeit haben, es so zu machen wie früher (vor dem Ereignis oder Krankheit). Stellen Sie sich die Frage: Wie will ich leben? Als Opfer oder als Schöpfer? Inwieweit helfen mir alternative Mittel und wann brauche ich die Schulmedizin? Wir können unser

Leben, unser Wohlbefinden und unsere Heilung zu einem großen Teil selbst in die Hand nehmen. Ob allein, zu zweit oder mithilfe eines Bach-Blüten-Beraters kann das ein Anfang sein, der Sie aus dem Gefühl der Ohnmacht und Hilflosigkeit herausholen kann. Genau diese Idee der Selbsthilfe ohne medizinischen Fachmann verfolgte auch Dr. Edward Bach. Bach-Blüten-Essenzen und die Rescue-Mischung sind in vielen verschiedenen Formen erhältlich. Es ist kein Wundermittel oder Allheilmittel, das möchte ich hier ausdrücklich noch einmal betonen.

Bach-Blüten und die Rescue Mischung gibt es derzeit als

• Tropfen 10 ml und 20 ml Fläschchen mit und ohne Alkohol erhältlich, für innere und äußere Anwendung
• Salben, Creme und Gel bei Verbrennungen, Zeckenbisse, Verstauchungen etc. alkoholfrei
• Bonbons, Kaugummis praktisch für unterwegs, zuckerfrei, vegan, alkoholfrei
• Globuli sind kleine Kügelchen, leicht zu dosieren, auch für Kinder und Tiere geeignet, alkoholfrei
• Pastillen   zuckerfrei,   in   verschiedenen

Geschmacksrichtungen erhältlich, alkoholfrei

- Tees auf Kräuterteebasis und grüner Tee
- Spray wird auf die Zunge gesprüht
- verschiedene Rescue-Night-Produkte für die Nacht (mit und ohne Alkohol)

Für welche Form Sie sich entscheiden, ist aus meiner Sicht nicht mit richtig oder falsch zu bewerten. Eine Anmerkung möchte ich dennoch machen. Weder Globuli noch Spray oder Tee stehen im traditionellen Einklang mit dem Original Bach-Blüten-Konzept von Dr. Edward Bach. Seine Idee ist die Einnahme in Tropfenform. Dennoch sind die alternativen Formen beliebt und haben ihre Berechtigung auf dem Markt.

Achten Sie bei jedem Kauf auf die Qualität, die Herstellung (Sonnenmethode bzw. Kochmethode) und welche weiteren Inhaltsstoffe enthalten sind. In der heutigen Zeit sind wir geneigt, übermäßig viel Zucker zu uns zu nehmen. Auch hier möchte ich darauf hinweisen, dass keine unserer Zellen den industriell hergestellten Zucker braucht und dieser im übermäßigen Verzehr Krankheiten verursacht. Wie bei allen Dingen im Leben rate ich zum „Maßhalten" und das natürliche, innere Gleichgewicht anzustreben.

MEINE EIGENE MISCHUNG HERSTELLEN

Der Entdecker der Bach-Blüten-Therapie, Edward Bach, hat ausdrücklich betont, dass jedes unserer Leiden seine Herkunft in einer ungünstigen Lebenshaltung, also einem destruktiven Mindset, und den damit verbundenen Emotionen hat. Meine persönliche Erfahrung geht sogar noch etwas weiter, nämlich auch durch unsere Vergangenheit, wo wir seit unserer Geburt und auch schon im Mutterleib verschiedenen Einflüssen unterworfen waren, die nicht zur natürlichen Entwicklung beigetragen haben. Damals konnten wir uns durch die Abhängigkeit von Eltern, Geschwistern oder anderen Autoritäten nicht lösen bzw. es als nicht stimmig oder sogar schädlich unterscheiden. Wir mussten, um zu überleben, alles mitmachen. Diese Erfahrungen sind in unseren Zellen und unserem Körper gespeichert. Es liegt heute an uns, ob wir ein gesundes, erfülltes und lebenswertes Leben erschaffen, auch wenn die

Vergangenheit alles andere als rosig und einfach war. Wenn Sie sich jetzt die Bach-Blüten durchlesen, kann es sein, dass Sie sich in allem ein bisschen wiederfinden oder einiges gar nicht als krank sehen. Auch hier ist es hilfreich, sich seine momentane Beschwerde oder Situation bewusst zu machen und für sich selbst oder andere die Blüten herauszusuchen, die Ihnen Kraft geben werden.

Wo kein tatsächliches Leiden dahintersteht, muss auch nicht gehandelt oder erst ein Problem daraus gemacht werden. Wenn Sie Ihrem Kind oder Haustier eine Mischung geben wollen, soll an dieser Stelle gesagt werden, dass die Beschwerde oder Situation immer auch Sie selbst mit betrifft. Wir sind energetisch verbunden und es ist auch unsere Angelegenheit, sich zusätzlich damit auseinanderzusetzen, was wir selbst damit zu tun haben. Gerade Kinder und Hunde übernehmen aus Liebe unterdrückte Gefühle und Eigenschaften von ihren Besitzern. Sie leben in unseren Energiefeldern. Sie brauchen mir das hier nicht zu glauben. Wenn Sie wollen, überprüfen Sie es mit Ihrem Herzen und Ihrer Liebe zu sich selbst.

Die Auswahl der Bach-Blüten kann mit

verschiedenen Methoden erfolgen. Sie können sich z. B. jede einzelne Blüte durchlesen und die Blüten herausschreiben, die Sie besonders ansprechen und deren genanntes Ziel Ihrem Wunsch entspricht. Sie können aber auch alle Blüten aus den 7 verschiedenen emotionalen Gruppen mischen, durch einen kinesiologischen Muskeltest, durch Auspendeln, durch Ziehen der Bach-Blüten-Karten (ähnlich wie die Tarotkarten Sets) oder durch einen Online-Test. Ihrer Fantasie sind da keine Grenzen gesetzt und was für den einen Humbug sein mag, kann für den anderen eine wertvolle Hilfe darstellen.

Gerade zu Beginn der Einnahme werden Sie vielleicht mehr als die empfohlene Dosis, welche auf jedem Präparat angegeben ist, nehmen wollen. Das ist in Ordnung. Nach mehreren Tagen kann sich das bereits ändern. Sie können auch neben der Einnahme zusätzlich ein Tagebuch schreiben, indem Sie die Bach-Blüten, die Sie nehmen, die Dauer, subtile Veränderungen und den Verlauf notieren. Außerdem kann es Ihnen auch wichtige weitere Erkenntnisse vermitteln, die Sie hilfreich für Ihr liebevolleres Leben nutzen können.

Hilfe zur Selbsthilfe

Bach hat in seinem Werk „Heile Dich selbst" darauf hingewiesen, dass Krankheit immer einen Nutzen hat. Nichts geschieht ohne Grund. Auch gilt allgemein, dass viele Menschen denken, ihre Situation oder die misslichen Umstände, in denen sie sich befinden, sind rein zufällig oder geschehen aus heiterem Himmel. Besonders fragwürdig ist die Denkweise, mit einem selbst habe das gar nichts zu tun. Hier muss nochmal erwähnt werden: Alles, was geschieht, hat einen Grund und Sinn, auch wenn wir ihn nicht verstehen, noch nicht wissenschaftlich messen oder erklären können. Das ist vielleicht die unschöne Nachricht. Die schöne Nachricht ist, wir können heute und hier immer neu entscheiden, ob wir unsere Leiden aus Gewohnheit, Trägheit oder Angst immer und immer wieder nähren oder ganz bewusst den sicheren, vertrauten und kindlichen Standpunkt verlassen. Es liegt immer an uns selbst, ob wir unser Leben als Entwicklungsreise akzeptieren können. Und was uns das Schicksal bringt, das gehört zur seelischen Entwicklung dazu. Ich weiß, das ist für viele Menschen nicht zu verstehen.

Im Folgenden möchte ich Ihnen ein paar einfache, aber dennoch sehr heilsame und wirksame Tipps und Rituale aufzeigen, wie auch die Bach-Blüten-Affirmationen (siehe oben im Kapitel „Die 38 Original-Bach-Blüten und ihre Affirmationen") als eine Art Anregung und Möglichkeit für ein natürlicheres und gesünderes Leben in dieser sich oft selbst verlierenden Zeit helfen können.

Wer ist glücklich? Wer Gesundheit, Zufriedenheit und Bildung in sich vereint.
(Thales 624–546 v. Chr., griechischer Naturphilosoph)

Die Bach-Blüten sind aus der Natur gewonnene Informationen und wir, mit unserem Körper, sind auch voller Informationen. Aber wie profitiere ich nun besonders von den Bach-Blüten?

Wenn Sie gar nicht wissen, welche jetzt für Sie hilfreich sein kann und Sie auch keinen anderen Menschen in diese Angelegenheit mit einbeziehen wollen, aus welchen Gründen auch immer, probieren Sie die Bach-Blüten-Sets. Die gibt es ebenfalls, z B. in vielen Online-Apotheken. Sie bieten eine Auswahl, mit der Sie sich in Ihrer eigenen Zeit einen Eindruck verschaffen können, ob Sie darauf ansprechen oder nicht.

Zu der Einnahme der Bach-Blüten sollten Sie sich auch Zeit für sich selbst nehmen und sich Ihren Alltagsgewohnheiten widmen. Nachdem Sie früh aufgewacht sind, bleiben Sie noch ein paar Minuten im Bett. Spüren Sie in sich hinein: Was denke ich jetzt, wie denke ich über mich, über meinen Körper? Freue ich mich auf das, was sich heute alles zeigen will in meinem Leben?

Trinken Sie nach dem Aufstehen ein oder zwei Gläser warmes Wasser. Vielleicht kennen Sie das schon aus der Ayurveda-Therapie. Wir bestehen zu 60 bis 80 %, je nach Alter und Geschlecht, aus Wasser. Unsere Organe bestehen aus Wasser. Wir verlieren in der Nacht einen halben bis zwei Liter Wasser im Schlaf durch Atmen und Schwitzen. Die meisten Menschen sind ca. 40 entscheidende Wochen im Mutterleib und trinken Fruchtwasser. Es sollte jetzt jedem klar werden, wie wichtig das Trinken für uns ist. Und damit meine ich natürliches stilles Wasser.

Eine Methode, mit der Sie Klarheit über Ihr Leben bekommen, ist tägliches meditieren. Ich kenne viele Menschen, die meinen, Meditation sei so ein esoterischer Mist, reine Zeitverschwendung oder geben dem Hintergrund einer meditierenden Erfahrung einen abträglichen Beigeschmack. Auch ich halte nicht allzu viel von esoterischen Männern und Frauen, z. B. in Erscheinung eines Gurus, die die Meinung vertreten, nur er oder sie sei befähigt, etwas zu heilen und die ganze Wahrheit über alles schon wisse oder verrückte Menschen, die auf ihren Messias hoffen und warten und somit wertvolle Jahre ihres Lebens damit verbringen.

Ich meine mit meditieren, was übrigens in vielen verschiedenen Sprachen ähnlich geschrieben wird, sich mit etwas bewusst beschäftigen. Etwa in der Hinwendung mit all unseren Sinnen die alltäglichen Erfahrungen erleben oder auch das bewusste Fühlen und damit das Fließen all unserer Emotionen beobachten. Ohne Vorurteile und ohne Widerstand alles annehmen, was in dem Moment kommt. Sie können sich dafür hinsetzen, hinlegen, gehen, tanzen, stehen, wonach Ihnen auch immer der Sinn steht. Einzig und allein soll hier die Rückbesinnung auf den Moment gerichtet sein. Wenn wir das eine Zeit lang täglich üben, stellt sich nach und nach ganz automatisch ein Gefühl der Gelassenheit ein. Auch werden Sie wieder Wesentliches von Unwesentlichem, Wichtiges von Unwichtigem trennen und schädliches Denken und Verhalten in liebevolles und konstruktives Denken und Verhalten wandeln können. Es kann einfach sein, wenn wir es wollen. Kompliziert machen wir es nur selbst, durch unseren Verstand, der wichtig ist und seine absolute Berechtigung für uns Menschen hat, aber selten natürlich und liebevoll denkt.

Tipps zur Ernährung sollen nur der Vollständigkeit halber aufgeführt werden, da dies wiederum ein zu komplexes Thema ist, um alles aufzuführen, was wichtig ist. Ernährung bedeutet Lebens- und Nahrungsmittel aufzunehmen, die Mittel zum Leben sind und uns nähren sollen. Vieles in unserer schnellen und auch Genuss-feindlichen Zeit essen wir, um den Hunger zu stillen und was uns einigermaßen schmeckt und bekommt.

Manchmal essen wir aus Langeweile, aus Gelegenheiten heraus oder auch, um uns zu trösten. Zu leicht vergessen wir, dass unser Essen auch Information ist, die wir bewusst oder unbewusst zu uns nehmen. Achten Sie darauf, wie ich es gern in allen Fällen handhabe, alles in Maßen zu genießen, nicht zu wenig und nicht zu viel, mehr natürliche, frische und unverarbeitete Produkte als chemische und industriell stark verarbeitete Lebensmittel. Eine basische Ernährung ist in allen Lebenslagen eine Wohltat für Ihren Körper und Ihren Geist.

Genießen Sie Ihr Essen, kauen Sie ausreichend und schauen Sie nebenbei nicht Fernsehen o. ä. Auch belastende Gespräche oder negative Selbstgespräche schaden Ihnen und helfen, nur Ihre Gewohnheit aufrechtzuerhalten. Seien Sie sich selbst der liebste Koch, auch wenn es im Alltag nicht immer einfach ist, alles umzusetzen. Auch beim Essen ist eine meditative Haltung angebracht. Besonders auch noch nach dem Essen spüren wir sehr schnell, ob es uns gut geht, Sie eher müde werden oder sogar schlechte Laune bekommen. Probieren Sie sich aus. Schnell finden Sie dann heraus, was Ihnen gut bekommt und gut verdaut wird.

Beobachten Sie Ihre stillen Gedanken auch über den Tag verteilt. Was habe ich gerade über mich oder über meinen Partner, über mein Kind oder Chef etc. gedacht? Sie denken, was Sie wollen, niemand zwingt Sie, so zu denken. Und auch hier ist es wieder Ihre Entscheidung, ob die Gedanken, die Sie über alles haben, Ihnen dienen und Sie unterstützen oder von Ihren Zielen und Werten trennen.

Überprüfen Sie auch am Abend, bevor Sie einschlafen, mit welchen Gedanken und Gefühlen Sie in Ihre Erholungsphase sinken. Wie entspannt bin ich gerade? Wie fühlt sich mein Körper an? Gebe ich mir genug Zeit, um mich zu erholen? So oder so ähnliche Fragen helfen uns, uns liebevoller mit uns zu verbinden und sich immer ein Stück mehr mit unserem jetzigen Zustand auseinanderzusetzen. Bejahen Sie ihn, auch wenn es schrecklich sein kann. Ja, zu dem, was jetzt da ist, die bedingungslose Annahme aller

Gefühle ohne Verurteilung ist der sicherste Weg, um aus Krisen herauszuwachsen. Bewusst zu bejahen bedeutet auch, allem zu danken, was ist. Danken und Dankbarkeit sind ein Schlüssel, der unserem Leben hilft, alles in einem größeren Zusammenhang zu erkennen. Es gibt so viele Gründe, dankbar zu sein. Probieren Sie es. Alles, was wir erleben und erlebt haben, hat mindestens zwei Seiten. Jede Krise enthält Chancen, Wachstum und Erneuerung. Noch gibt es keine Lebensschulen, in denen gelehrt wird, was im Leben alles wichtig ist und wie wir unsere Selbstheilungskräfte nutzen, wo wir uns mit unseren Gefühlen und Gedanken beschäftigen und den Sinn unseres Lebens in einem größeren Zusammenhang verstehen.

Wenn Sie sich jetzt fragen, was an Bach-Blüten und diesem Ratgeber einfach sein soll? Wir brauchen, statt der üblichen Werbeaussagen, eher wenig für unsere Heilung, vor allem benötigen wir nur begrenzt Psychopharmaka und chemisch hergestellte Substanzen, eher viel mehr natürliche und einfache Informationen für unsere Zellen. Und wo erhalten wir diese? In der Natur, im Ursprung, in der Einheit und in der Einfachheit. Jeder Mensch strebt nach der

Einheit und dem, was ihm fehlt. Wir haben jedoch schon alles in uns, was wir zum natürlichen Leben tatsächlich brauchen und das können wir uns auch von außen zuführen. Tag und Nacht gehören genauso zusammen, wie positive und negative Gefühle, die da sind. Kommen Sie wieder ins Gleichgewicht.

Ich wünsche Ihnen von ganzem Herzen den liebevollen und natürlichen Weg zu Harmonie und Lebensfreude.

Herstellung und Verlag:

BoD – Books on Demand, Norderstedt

ISBN: 9783751952804

1. Auflage

Kontakt: Psiana eCom UG/ Berumer Str. 44/ 26844 Jemgum

Covergestaltung: Fenna Larsson

Coverfoto: depositphotos.com

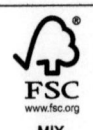